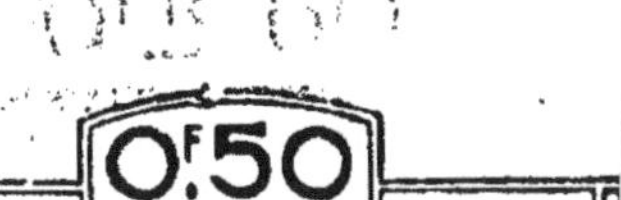

0f50

CONSULTATIONS MÉDICALES FRANÇAISES

N° 44

LE SÉRUM DE CHEVAL NORMAL
SON UTILISATION EN THÉRAPEUTIQUE

PAR MM.
CH. MONGOUR ET JEAN FOUQUET
AGRÉGÉ, MÉDECIN DES HOPITAUX — INTERNE DES HOPITAUX
DE BORDEAUX

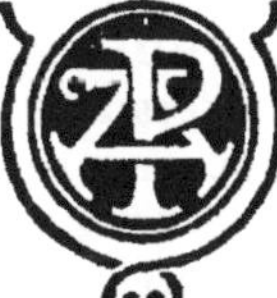

• PARIS •
A. POINAT - EDITEUR
121 Bd SAINT-MICHEL

15. **Traitement des anémies**, par le Dr Maurice PERRIN, professeur agrégé à la Faculté de médecine de Nancy.
16. **Le traitement mercuriel de la syphilis**, par le Dr Joseph NICOLAS, professeur à l'Université de Lyon, médecin de l'Antiquaille.
17. **Les albuminuries chroniques bénignes et leur traitement**, par le Dr J. CASTAIGNE, professeur agrégé à la Faculté de médecine de Paris, médecin des hôpitaux.
18. **Les adénites tuberculeuses et leur traitement**, par le Dr SOUBEYRAN, prof. agrégé à la Fac. de méd. de Montpellier.
19. **Traitement de la sciatique**, par le Dr Paul SAINTON, ancien chef de clinique à la Faculté de médecine de Paris.
20. **Traitement de la tuberculose pulmonaire par la tuberculine**, par le Dr F.-X. GOURAUD, ancien chef de laboratoire à la Faculté de médecine de Paris.
21. **Traitement de l'angine diphtérique**, par le Dr L.-G. SIMON, chef de laboratoire à l'hôpital Bretonneau.
22. **Traitement médico-chirurgical de la tuberculose du rein**, par MM. J. CASTAIGNE, professeur agrégé, et A. LAVENANT, assistant du service des maladies des voies urin. à l'hôp. Lariboisière.
23. **Thérapeutique de la goutte**, par le Dr RATHERY, professeur agrégé à la Faculté de médecine de Paris, médecin des hôpitaux.
24. **Traitement abortif de l'urétrite blennorragique par les injections**, par le Dr CARLE, ancien chef de clinique dermatologique à l'Université de Lyon.

ANNÉE 1911. — *FASCICULES PARUS :*

25. **L'hémophilie et son traitement**, par le Dr Marcel LABBÉ, prof. agrégé à la Faculté de Paris, méd. de l'hôpital de la Charité.
26. **La névralgie faciale "essentielle" et son traitement par les injections locales neurolytiques**, par le Dr J.-A. SICARD, professeur agrégé à la Faculté de médecine.
27. **La rétention azotée et le régime hypo-azoté au cours des néphrites**, par le Dr J. CASTAIGNE, professeur agrégé à la Faculté de médecine de Paris, médecin des hôpitaux.
28. **Le cancer du pylore et son traitement médico-chirurgical**, par le Dr René LERICHE, professeur agrégé à la Faculté de médecine de Lyon.
29. **Vaccinothérapie (technique, indications, résultats)**, par le Dr A. MAUTÉ, chef de laboratoire à l'hôpital Beaujon.
30. **Traitement des aortites aiguës et chroniques**, par le Dr L. MAYET, docteur ès sciences, ancien interne des hôpitaux.
31. **Traitement moderne des épithéliomes et autres tumeurs malignes de la peau**, par le Dr H. BORDIER, professeur agrégé à la Faculté de médecine de Lyon.

32. **Traitement de l'érysipèle de la face,** par MM. J. Castaigne, professeur agrégé et P. Fernet, assistant de dermatologie à l'hôpital Saint-Louis.

33. **Traitement de la paralysie générale,** par le Dr E. Gelma, médecin de l'Asile de Maréville, à Nancy.

34. **Traitement du tétanos,** par le Dr Bosc, ancien interne des hôpitaux de Paris, médecin-adjoint de l'hôpital de Tours.

35. **Diagnostic et traitement de l'adénopathie trachéo-bronchique chez l'enfant,** par le Dr P.-F. Armand-Delille, ancien chef de clinique infantile à la Faculté de Paris.

36. **L'alimentation rationnelle du nourrisson,** par le Dr E. Terrien, ancien chef de clinique infantile à l'hôpital des Enfants-malades.

ANNÉE 1912. — *FASCICULES PARUS :*

37. **Les acnés et leur traitement,** par le Dr Paul Gastou, chef du laboratoire central et de radiologie de l'hôpital Saint-Louis.

38. **Le traitement des conjonctivites,** par le docteur F. Terrien, professeur agrégé à la Faculté de médecine, ophtalmologiste de l'hôpital des Enfants malades.

39. **Les bains carbo-gazeux dans la pratique journalière (indications, technique, résultats),** par le Dr A. Mougeot (Royat-les-Bains), ancien interne des hôp. de Paris.

40. **Les hématuries (indications thérapeutiques et médications qui les remplissent,** par le Dr J. Vires, professeur de thérapeutique à la Faculté de Montpellier.

41. **Traitement du cancer par les sels de quinine,** par le Dr J. Castaigne, prof. agrégé à la Faculté de médecine de Paris.

42. **Les abcès de fixation,** par le Dr Jacques Carles, professeur agrégé à la Faculté de Bordeaux, médecin des hôpitaux.

43. **Le rhumatisme blennorragique,** par le Dr Félix Ramond, médecin des hôpitaux.

44. **Le sérum du cheval normal (son utilisation en thérapeutique),** par MM. Ch. Mongour, agrégé, médecin des hôpitaux, et Jean Fouquet, interne des hôpitaux de Bordeaux.

45. **La radiumthérapie (notions essentielles pour la pratique médicale),** par Madame Fabre, docteur en médecine.

46. **L'hygiène pratique des contagieux,** par le Dr Maurice Perrin, professeur agrégé à la Faculté de médecine de Nancy.

47. **La cure de recalcification (sa technique, ses indications, ses résultats),** par le Dr Emile Sergent, médecin de l'hôpital de la Charité.

48. **Intervention médicale dans les empoisonnements,** par le Dr L. Mayet, docteur ès sciences, ancien interne des hôpitaux.

CONSULTATIONS MÉDICALES FRANÇAISES

FASCICULE XLIV

LE SÉRUM DE CHEVAL NORMAL

SON UTILISATION EN THÉRAPEUTIQUE

PAR MM.

Ch. Mongour, et Jean Fouquet,
Agrégé, médecin des hôpitaux Interne des hôpitaux
de Bordeaux.

Il n'entre pas dans l'esprit de cette consultation d'exposer le traitement des infections spécifiques (tuberculose, tétanos, diphtérie, etc.) par le sérum de cheval immunisé contre chacune de ces infections. Notre but est simplement d'étudier la valeur thérapeutique du sérum de cheval normal, du cheval neuf.

Ce sérum, largement utilisé dans ces dernières années, est en effet un agent thérapeutique d'une réelle valeur dans quelques cas. Mais, pour ne pas exposer ce médicament au discrédit qui a brisé la fortune de remèdes sérieux dont on a voulu faire des panacées, il faut en préciser les indications. Elles dérivent logiquement des modifications humorales constatées à la suite des injections sériques.

CONSULTATIONS MÉDICALES FRANÇAISES
FASCICULE XLIV

LE SÉRUM DE CHEVAL NORMAL

SON UTILISATION EN THÉRAPEUTIQUE

PAR MM.

Ch. MONGOUR, Agrégé, médecin des hôpitaux et Jean FOUQUET, Interne des hôpitaux
de Bordeaux.

Il n'entre pas dans l'esprit de cette consultation d'exposer le traitement des infections spécifiques (tuberculose, tétanos, diphtérie, etc.) par le sérum de cheval immunisé contre chacune de ces infections. Notre but est simplement d'étudier la valeur thérapeutique du sérum de cheval normal, du cheval neuf.

Ce sérum, largement utilisé dans ces dernières années, est en effet un agent thérapeutique d'une réelle valeur dans quelques cas. Mais, pour ne pas exposer ce médicament au discrédit qui a brisé la fortune de remèdes sérieux dont on a voulu faire des panacées, il faut en préciser les indications. Elles dérivent logiquement des modifications humorales constatées à la suite des injections sériques.

I. — MODIFICATIONS HUMORALES CONSÉCUTIVES AUX INJECTIONS DE SÉRUM DE CHEVAL

Qu'il s'agisse de sérum humain, de sérum de cheval, de bœuf, de chèvre ou de lapin, ces modifications sont identiques à l'intensité près, le sérum humain possédant une action plus puissante que les autres.

Le sérum de cheval, que l'on choisit de préférence parce qu'il expose moins que tout autre aux accidents anaphylactiques, agit :

1° En activant la coagulation du sang : son emploi est donc tout indiqué dans les hémorragies et plus particulièrement dans les hémorragies des hémophiles ;

2° En activant l'hématopoïèse (thérapeutique des anémies) ;

3° En stimulant la phagocytose générale ; ainsi s'explique son heureuse influence dans le traitement des infections et des intoxications ;

4° En favorisant la diapédèse locale des globules blancs grâce à ses propriétés chimiotactiques (traitement des brûlures et des péritonites).

Nous étudierons avec plus amples détails chacune de ces modifications et les applications thérapeutiques qui en découlent.

II. — MODES D'EMPLOI ET VOIES D'INTRODUCTION DU SÉRUM

Le sérum de cheval est généralement employé à l'état liquide ; on le récolte dans des flacons stérilisés d'une contenance de cinq à dix centimètres cubes.

Des extraits ont été faits par MM. Robert Simon et Choay. Ce sérum désséché conservait toutes ses propriétés, qu'on l'emploie à l'état sec ou qu'on le dissolve dans de l'eau stérilisée. Nous n'avons pas eu l'occasion d'expérimenter la valeur de ces extraits qui peuvent être également prescrits pour l'usage interne sous forme de cachets à la dose d'un ou deux grammes par 24 heures.

Comme le sérum antidiphtérique, le sérum de cheval normal peut être introduit :

a) Par la voie sous-cutanée ;

b) Par la voie intra-veineuse ;

Les injections sous-cutanées et intra-veineuses sont le plus généralement employées ; en cas d'urgence, le choix de la voie intra-veineuse s'impose ; à condition de procéder avec les précautions aseptiques de rigueur, aucun accident grave n'est à redouter, en dehors des accidents anaphylactiques qui peuvent être constatés toutes les fois que l'on indroduit le sérum par effraction.

c) Par la voie rachidienne ;

On procède par injections de cinq à ving centimètres cubes suivant l'âge du malade. Quand on utilise simplement du sérum normal, il n'y a aucun intérêt à pénétrer par la voie intra-rachidienne, exclusivement réservée aux sérums spécifiques (sérum anti-tétanique, anti-pneumococcique). L'injection intra-rachidienne compliquerait inutilement le manuel opératoire. Après cette injection, le sérum est absorbé dans les mêmes conditions que dans le tissu cellulaire sous-cutané ; les accidents anaphylactiques se produisent dans le même délai.

d) On peut également faire absorber le sérum par les muqueuses, soit qu'on utilise la muqueuse rectale (lavements), soit qu'on ait recours aux extraits secs sous forme de cachets (ingestion buccale).

La voie intra-rectale est même devenue la voie de choix pour certains sérums spécifiques, notamment pour le sérum antituberculeux de Marmorek ; elle permet d'éviter à coup sûr la production des accidents anaphylactiques.

On peut retrouver dans le sang du sujet injecté l'albumine hétérogène introduite.

Chez 33 malades túberculeux, ayant reçu chacun 20 centimètres cubes de sérum antituberculeux de cheval, MM. Léon Bernard, Debré et Porak ont recherché la présence de cette albumine hétérogène à l'aide de la précipito-réaction. Chez 9 malades, la recherche, faite moins de douze heures après le lavement, a été négative. Chez 52 malades, la recherche, faite de douze à vingt-quatre heures après le lavement de sérum, a donné 15 fois des résultats positifs, 3 fois des résultats douteux, 34 fois des résultats négatifs.

Chez certains sujets, la réaction, positive la seizième et la dix-septième heure, était négative à la dix-huitième et à la dix-neuvième heure après le lavement. Chez 9 malades, la recherche, faite vingt-quatre à quarante-huit heures après le lavement, fut positive 3 fois sur 10 recherches (une fois à la trentième heure, deux fois à la quarante-septième et à la quarante-huitième heure).

La présence d'albumine hétérogène dans le sang circulant est donc fréquente (16 sujets sur 33). La durée de la présence de l'albumine hétérogène est éphémère.

C'est peut-être à la présence de cette albumine

hétérogène non modifiée par les sucs digestifs que seraient dus les accidents anaphylactiques.

Après ingestion de viande crue, des albumines hétérogènes passent également dans la circulation générale, comme le faisait prévoir Richet.

III. — ANAPHYLAXIF .RIQUE

La substance anaphylactisante se trouve aussi bien dans les sérums thérapeutiques que dans les sérums normaux (Ch. Richet). On a cherché à la détruire en traitant les sérums par des substances chimiques (eau oxygénée, permanganate de potasse, acide butyrique, chlorure de calcium, sulfate de magnésium, etc., etc.), par des ferments et des alcaloïdes (pancréatine, pepsine, mycosine, bile, strychnine, etc.) ; par les agents physiques (rayons X, filtration, coagulation suivie de dégel). Tous ces procédés ont été impuissants à modifier en quoi que ce soit la substance anaphylactisante du sérum : même le chauffage à 100° ne la détruit pas complètement, il l'atténue ; mais les sérums ainsi préparés, de même que les sérums vieillis, ont en partie perdu leur pouvoir anti-coagulant.

Les accidents consécutifs aux injections de sérum peuvent être :

a) Immédiats ; ils apparaissent alors dès le premier jour ;

b) Précoces ; on les constate du 2ᵉ au 7ᵉ jour ;

c) Tardifs ; on peut les observer 15 jours ou 3 semaines après l'injection.

Les accidents immédiats sont plus bénins ; ils se résument en une sensation légèrement douloureuse et dans l'apparition d'un pointillé rouge au niveau de l'injection.

Les accidents précoces sont généralement locaux. Ils peuvent être observés soit dans la zone de l'injection (urticaire, œdème pseudo-phlegmoneux, pseudo-lymphangite) ; soit à distance (éruptions diverses, arthralgies, angines, etc.).

Les accidents tardifs sont généraux et beaucoup plus graves (fièvre, adénopathie généralisée, troubles cardiaques et respiratoires, anurie, parfois même accidents bulbaires).

Les accidents anaphylactiques peuvent apparaître après une première injection. Dorr croit que, pour quelques malades, l'ingestion antérieure de viande de cheval a préparé l'état anaphylactique. Mais l'hypersensibilité s'observe surtout chez les sujets antérieurement inoculés. Aussi, toutes les fois que l'on devra pratiquer une injection de sérum de cheval, il est sage d'interroger les antécédents du malade et de multiplier les précautions si l'injection que l'on doit faire est, en réalité, une réinjection. Si la réinjection est pratiquée six mois après la première injection, on observe presque toujours une réaction locale intense, un œdème spécifique très douloureux avec adénopathie régionale ; très rapidement s'installe une très forte fièvre, des éruptions qui partent de l'œdème local et s'étendent sur tout le corps. C'est surtout dans ces circonstances que les symptômes généraux prennent un caractère menaçant ; ils se présentent sous forme de collapsus, vertiges, vomissements, pâleur cyanotique; le pouls peut devenir insensible et les extrémités froides.

La thérapeutique de ces accidents est exclusivement symptomatique ; elle varie suivant la nature des manifestations observées ; les diurétiques, les médicaments cardiaques, etc., peuvent trouver leurs indications. En tous cas, il faut renoncer aux injections de sérum par la voie sous-cutanée, intra-veineuse ou intra-rachidienne ; seule l'absorption par les muqueuses peut être utilisée. De préférence on aura recours, pour continuer le traitement, aux injections rectales ; on n'aura plus à redouter des accidents anaphylactiques.

Tous les auteurs ont observé que les nourrissons ne présentent presque jamais d'accidents sériques.

Pour atténuer dans la mesure du possible les accidents d'anaphylaxie, le meilleur moyen consiste à utiliser le procédé des injections subintrantes suivant le procédé de Besredka. Il consiste à pratiquer une première injection dite désanaphylactisante d'un quart ou d'un centimètre cube ; quatre heures après on fait l'injection utile, si l'on utilise la voie sous-cutanée. Dans la sérothérapie intra-rachidienne, espacer les deux injections par un intervalle de deux heures; dans la sérothérapie intra-veineuse, mettre entre les deux injections un intervalle d'un quart d'heure. Le procédé de Besredka ne supprime pas les accidents anaphylactiques. L'un de nous, (Mongour, Soc. de biologie, 5 mars 1912) a même constaté qu'il sont à peu près aussi fréquents que dans les cas où l'on pratique l'injection en un temps ; mais ils sont plus éloignés, moins intenses et plus fugaces. Nous conseillons donc de recourir à ce procédé toutes les fois que l'on pratique une réinjection.

IV. — INDICATIONS ET SÉROTHÉRAPIE PAR LE SÉRUM DE CHEVAL

1° *Hémorragies.* — A la suite des injections de sérum de cheval normal, on observe d'abord une vaso-constriction passagère des petits vaisseaux. Le sérum provoque en outre une destruction des éléments figurés du sang, surtout des globules blancs ; cette destruction met en liberté une quantité considérable de fibrine-ferment qui augmente le pouvoir de coagulation. Ainsi se trouvent réalisées toutes les conditions favorables à la production du caillot hémostatique.

Aussi ces injections ont été préconisées dans presque tous les états hémorragiques graves.

a) *Dans les hémorragies externes* (épistaxis, hémorragies consécutives aux avulsions dentaires, aux ablations de cornet, à l'adénotomie, aux ruptures de l'hymen, etc.). Dans tous ces cas, on pourra employer la poudre de sérum à condition que l'hémorragie ne soit pas liée à des plaies artérielles. Il suffit d'appliquer cette poudre sur la plaie à l'aide d'un tampon de coton ou au moyen d'un lance-poudre. La poudre de sérum pourrait être utilisée pour tamponner les plaies du foie dans les hémorragies de cet organe, consécutives aux ponctions exploratrices au cours des interventions chirurgicales.

b) *Dans les hémorragies internes* (enterorragies typhiques, hémorragies du nouveau-né, melænas, hématémèses) et plus généralement dans toutes les maladies infectieuses à tendance hémorragique.

Sabrazès cite le cas d'un malade atteint depuis un

an de lymphomatose généralisée qui présenta des accidents hémorragiques graves et chez lequel le danger fut conjuré par une injection de sérum de cheval. La maladie suivit cependant la marche fatale.

Le docteur E.-C. Hort (de Turquay) a rapporté l'observation d'un tuberculeux chez lequel il ne put arrêter les hémoptysies que par l'administration répétée de sérum de cheval, à la dose de 10 c. c. dans du lait.

Le même auteur a traité avec le même succès, et de la même manière, une jeune femme atteinte d'ulcère du duodénum avec melæna et vomissements sanglants qui avaient résisté à tous les traitements usuels. La première ingestion de sérum normal de cheval fut suivie d'une amélioration qui s'accentua progressivement ; en onze doses, la malade avait ingéré 110 c. c. de sérum. Pendant que l'état s'améliorait, le taux de l'hémoglobine augmentait : de 60 pour 100 avant le traitement, il passait à 75 pour 100 vers le septième jour du traitement pour atteindre finalement 92 pour 100.

c) *Hémophilie*. C'est surtout à P.-E. Weil que l'on doit de bien connaître l'action des injections de sérum de cheval dans cette affection.

Dans l'*hémophilie sporadique*, c'est-à-dire non familiale, l'injection intra-veineuse de 10 à 20 c. c. de sérum frais corrige complètement l'anomalie de coagulation : les hémorragies s'arrêtent et une opération même grave (empyème, etc.) peut être pratiquée sans danger. Ces faits prouvent que le vice de coagulation ne tient pas à la présence de substances anti-coagulantes dans le sang, mais à l'absence ou à l'altération du fibrin-ferment ou thrombose.

L'action bienfaisante de l'injection intra-veineuse disparaît au bout de cinq semaines. A l'expiration de ce délai, une seconde injection donnerait les mêmes résultats que la première.

Dans l'*hémophilie familiale*, l'injection de sérum est moins efficace ; elle accélère la coagulation mais ne la rend pas normale. La tendance hémorragique diminue simplement. L'action du sérum ne paraît pas durer plus d'un mois.

Et cependant, d'après Weil, la sérothérapie appliquée à l'hémophilie familiale serait non seulement palliative, mais encore curative. Il a traité pendant un an, avec O. Claude, un grand hémophile familial. Ce malade, sujet depuis plusieurs années à des déterminations articulaires et à des hémorragies graves à répétition, est devenu un petit hémophile.

Ces résultats ont été confirmés à l'étranger. M. Wirth a présenté, le 5 novembre 1908, à la Société de médecine interne de Vienne, un jeune garçon de 10 ans, atteint depuis 3 ans d'hémophilie. La moindre cause lui donnait lieu à d'interminables hémorragies. Depuis plus d'un mois, le malade saignait du nez, du pharynx et des gencives. Les injections de gélatine, d'adrénaline et d'ergotine n'eurent qu'un effet relatif. Ce n'est qu'après une injection de sérum antidiphtérique que les hémorragies s'arrêtèrent complètement. Au bout de 9 jours, elles reparurent et cessèrent après une nouvelle injection. Il en fut de même pour une troisième récidive. A la même Société, M. Schlesinger a confirmé ces heureux résultats.

Les injections doivent être faites avec du sérum frais, vieux au plus de 15 jours, de préférence avec du sérum d'homme, de cheval ou de lapin ; à défaut d'autre, on peut utiliser le sérum antidiphtérique : le sérum de bœuf ne doit pas être employé, car il donne souvent, aussitôt après l'injection, un court mais violent accès fébrile.

On injecte 10 à 20 c. c. dans une veine du pli du coude ; l'injection doit être renouvelée au bout d'un mois. Les doses excessives de sérum, loin de favoriser, retardent la coagulation.

Dans l'hémophilie sporadique, les insuccès sont tout à fait rares ; ils sont le plus souvent la conséquence d'une mauvaise application de la méthode que l'on a utilisée à tort dans les grands purpuras, dans les septicémies hémorragiques, confondus avec l'hémophilie (Broca et Weil).

2° *Anémies.* — Consécutivement aux injections de sérum normal, on observe sur les globules rouges les variations quantitatives et qualitatives suivantes (à condition d'employer les doses moyennes, 10 à 20 c. c.) :

Pendant les premières heures, légère hypoglobulie à laquelle fait suite une augmentation du nombre des globules rouges ; la résistance globulaire augmenterait légèrement, ainsi que le taux de l'hémoglobine. Cette action particulière a conduit plusieurs cliniciens, notamment Hort, à utiliser la sérothérapie dans l'anémie et la chlorose.

Chez une malade atteinte d'anémie chronique de cause inconnue, dont le sang contenait 2 millions 800.000 globules rouges avec 60 pour 100 d'hémoglobine, l'administration de sérum de cheval, répétée une dizaine de fois en l'espace de trois semaines, porta le nombre des érythrocites à 4.560.000 et le taux de l'hémoglobine à 80 pour 100. Un résultat tout aussi satisfaisant fut obtenu chez une chlorotique souffrant depuis longtemps de douleurs gastriques (Hort).

Ces observations sont encourageantes.

L'un de nous a publié l'observation d'un enfant de quatre ans qui, en quelques heures, fut guéri d'une hémoglobinurie grave à la suite d'une seule injection de sérum antidiphtérique (nous n'avions pas de sérum de cheval). De ce fait assez complexe, nous avons tiré au moins cette conclusion que la fragilité globulaire ne constitue pas une contre-indication à l'emploi du sérum.

3° *Infections.* — L'action hyperleucocytaire locale et générale du sérum de cheval n'est pas contestée. A l'hypoleucocytose, qui suit immédiatement l'injection et qui dure quelques heures, fait suite une hyperleucocytose manifeste qui persiste beaucoup plus longtemps.

Metchnikoff avait montré qu'en injectant à un malade du sérum de cheval, on augmentait la leucocytose dans les mêmes proportions qu'après une injection de nucléinate de soude. En nous basant sur tous ces faits, nous avons largement utilisé la sérothérapie.

Dans l'érysipèle particulièrement grave de l'enfant et du vieillard, dans la fièvre typhoïde de l'enfance, nous avons enregistré des résultats particulièrement heureux. La sérothérapie, seule de tous les traitements que nous avons employés, s'est montrée parfois favorable dans l'évolution des broncho-pneumonies séniles.

Les injections de sérum de cheval ont été utilisées dans la thérapeutique de l'infection puerpérale. Sans les préconiser à l'exclusion de tout autre traitement, nous estimons qu'elles pourraient rendre de réels services. Il faudrait procéder de la façon suivante :

Curage digital, essuyage de l'utérus dans lequel on enfonce une mèche de gaze stérilisée imbibée de sérum liquide et saupoudrée à son extrémité de sérum sec. Au bout de 24 heures, on retire le pansement qui est imbibé de matières grasses, gluantes, très fétides, dues à l'appel considérable des polynucléaires. La température baisserait rapidement du jour au lendemain et les accidents généraux s'atténueraient très vite.

L'action hyperleucocytaire locale est facile à observer au niveau des surfaces cruentées et des séreuses; elle a été étudiée principalement au niveau de la conjonctive par l'un de nous et au niveau du péritoine.

Les expériences de Petit, Porchardt, Mickulicz ont démontré que le sérum humain, que le sérum de cheval de préférence, provoque au niveau du péritoine une polynucléose considérable. Cette polynucléose a pour conséquence une phagocytose des microbes injectés, phagocytose assez intense pour permettre aux animaux de résister aux infections péritonéales massives et de résister à 5 ou 6 doses mortelles de microbes pathogènes. L'injection intra-péritonéale produit une élévation thermique passagère et sans gravité.

Petit a appliqué cette méthode chez l'homme; il se contente de verser simplement le sérum dans le péritoine à la fin de l'opération avant de refermer le ventre.

Mickulicz est partisan des injections leucotoxiques avant les opérations abdominales, mais il les fait sous la peau en vertu de cette considération que l'injection sous-cutanée provoque, dans les 12 heures qui suivent, une exsudation leucocytaire abondante dans l'abdomen. Tedeman a communiqué les résultats que lui a donnés ce traitement, dans le service du professeur Sonnenburg, dans 11 cas de péritonites purulentes : 8 morts, 3 guérisons.

Evidemment la leucothérapie par le sérum de cheval trouve son indication dans le traitement des péritonites aiguës ; le sérum pourrait être employé à la place du nucléinate de soude que l'on n'a pas toujours sous la main. Dans les péritonites par perforation, qui surviennent au cours de la fièvre typhoïde, on se conduirait suivant les préceptes formulés par Chantemesse (*Bull. méd.*, 9 mai 1908) :

Lorsque la perforation intestinale débute au cours de la fièvre typhoïde, par des manifestations de péritonite brusque, bien nette, bien franche, avec rétraction abdominale limitée, et que ces signes ne s'atténuent pas au bout de peu d'heures, on est autorisé à intervenir chirurgicalement sans attendre les grandes modifications du pouls ou les vomissements. Lorsque, au contraire, ces symptômes sont beaucoup moins accusés, que le diagnostic est hésitant, il faut savoir attendre et utiliser soit le nucléinate de soude, soit les injections de sérum de cheval, soit le chauffage artificiel de l'abdomen.

En cas d'intervention chirurgicale, l'incision doit être faite sur la ligne médiane, de façon à pouvoir placer verticalement les drains essentiels, ceux qui permettent de vider par aspiration la cavité de Douglas, où se rassemblent les liquides septiques de la péritonite en évolution. Le chirurgien doit aller à la recherche de la perforation en faisant le moins de changement possible dans la position actuelle des anses intestinales, car les phénomènes de résistance, des dépôts de fibrine et des embryons de fausses membranes sont déjà organisés pour immobiliser l'intestin et limiter l'infection. Il faut respecter, autant que possible, les adhérences en voie d'organisation.

Les malades que Chantemesse a vu guérir après opération ont toujours été ceux chez lesquels le chirurgien avait fait le moins de bouleversement dans la position des anses.

Après suture intestinale, entourée si possible d'épiploon et pansement, le malade doit être placé dans son lit de façon que les liquides intestinaux puissent venir se collecter, par la pesanteur, dans la cavité de Douglas, d'où l'extraction en sera faite deux fois par jour.

Reste une mesure de prévention. Dès la première menace sérieuse de perforation, avant l'arrivée du chirurgien, il serait utile de pratiquer toujours soit une injection de 50 centigrammes de nucléinate de soude, soit une injection de sérum de cheval.

La réaction provoquée par ces substances pourrait mettre fin aux symptômes inquiétants et faciliter la besogne du chirurgien en cas d'intervention. Après opération, le chauffage intermittent de l'abdomen, suivant le procédé indiqué par Chantemesse, capable d'augmenter la résistance de la séreuse péritonéale, rendrait peut-être des services[1].

En résumé, lorsque le chirurgien doit pratiquer sur l'abdomen une opération septique, pourrait-il faire la leucoprophylaxie préventive, soit générale, en injectant sous la peau ou dans les veines 20 c. c. de sérum de cheval, soit locale, en injectant, 9 heures avant la laparotomie, dans la cavité péritonéale, la

1. V. Chantemesse. *Les perforations intestinales de la fièvre typhoïde et leur traitement*. *Bull. méd.*, 9 mai 1908.

même dose de sérum ? Les faits connus ne permettent pas de conclure d'une façon positive.

La leucoprophylaxie locale, notamment, pratiquée de 9 à 24 heures avant l'opération, est, dans le domaine de la chirurgie abdominale, d'une application particulièrement difficile. La ponction est dangereuse, et une double opération, à quelques heures d'intervalle, est vraiment une bien grosse complication, d'autant plus que, dans l'état actuel de la bénignité opératoire que confère l'asepsie, elle ne pourrait s'adresser qu'à des opérations particulièrement graves.

(V. Tuffier. Des moyens préventifs de l'infection opératoire. *Presse médicale*, 2 octobre 1909.)

Caffanero (de Gênes) a expérimenté le pouvoir antitoxique et agglutinant du sérum de cheval normal contre la *tuberculose*.

Ce sérum ne possède, en général, aucun pouvoir toxique ou agglutinant. Quant au sérum antituberculeux, il produit une agglutination évidente ; mais nous n'avons pas à étudier les résultats obtenus par ce sérum dans la thérapeutique de la tuberculose.

4° ***Brûlures et plaies infectées.*** — M. Raymond Petit a utilisé le sérum chauffé de cheval dans le traitement des brûlures. La technique des pansements est des plus simples :

Après avoir soigneusement nettoyé les régions voisines de la brûlure à l'eau bouillie, au savon et à la brosse ; après avoir ouvert aseptiquement les phlyctènes, on arrose toute la région avec de l'eau oxygénée puis avec de l'eau distillée salée à 10 p. 100. Les parties brûlées sont ensuite recouvertes de compresses de gaze stérilisée préalablement trempée dans le sérum de cheval chauffé. Par-dessus, on place deux ou trois compresses imbibées d'eau salée stérilisée tiède et enfin un pansement ouaté peu serré. Les premiers jours, ce pansement est renouvelé toutes les vingt-quatre heures, puis tous les deux jours. Plus tard, quand la plaie bourgeonne bien, on remplace le sérum liquide par du sérum sec.

D'après les observations de M. Raymond Petit, les effets de ce pansement sont très satisfaisants. L'élimination des escharres se fait rapidement, ainsi que la cicatrisation de la plaie et cela, au moins dans les brûlures du second degré, sans cicatrice apparente. L'observation suivante montre bien les bons effets de ce pansement :

Un enfant avait été fortement brûlé à la face antérieure du thorax, à l'abdomen, au bras gauche, aux jambes. Les brûlures de la jambe droite et de l'abdomen (brûlures au troisième et au quatrième degré) furent pansées au sérum de cheval ; sur la jambe gauche, on fit un pansement à l'acide picrique, sur le thorax un pansement à l'eau boriquée, enfin sur le bras gauche un pansement à l'eau stérilisée. Les escharres pansées au sérum s'éliminèrent les premières, en quelques jours et bien avant les autres. Celles pansées à l'eau stérilisée s'éliminèrent cinq ou six jours plus tard. Quand aux escharres pansées à l'acide picrique, elles ne furent éliminées que les dernières et avec une très grande lenteur.

Comment agit dans ce cas le sérum de cheval ? D'abord, d'après R. Petit, par son action chimiotactique. Le sérum de cheval fait affluer les globules blancs au niveau de la région malade. Ces leucocytes :

a) Absorbent des poisons qui se forment dans les tissus mortifiés ;

b) Ils absorbent également les toxines produites par les microbes qui ont envahi ces tissus.

En outre, le sérum constitue un milieu physiologique conservateur au plus haut degré des éléments anatomiques incomplètement détruits ou simplement stupéfiés par l'action de la chaleur. Grâce à lui ces éléments vont reprendre vie ; ils aideront à la réparation de la plaie.

Ces propriétés antiseptique et kératoplastique du sérum de cheval ont été utilisées par R. Petit et avec succès pour prévenir l'infection des plaies et hâter leur cicatrisation.

En résumé, le sérum de cheval normal, les sérums animaux et le sérum humain constituent des agents thérapeutiques d'une réelle valeur. De tous ces sérums, celui de cheval est le plus employé parce qu'il expose moins que tout autre aux accidents anaphylactiques. *A défaut de sérum normal, on peut utiliser le sérum antidiphtérique qui donnerait exactement les mêmes résultats.*

NOUVELLE COLLECTION

Le Livre du Médecin

L'EXAMEN DU MALADE ET SON TRAITEMENT

PLAN DE LA COLLECTION

Le médecin, aux prises avec les difficultés continuelles de la pratique, sent constamment le besoin d'être guidé parmi les nombreuses méthodes de diagnostic et de traitement qu'on lui propose de toutes parts, mais au sujet desquelles il n'est pas suffisamment éclairé.

Nous avons cherché à ce que — dans une série de livres dont chacun est consacré aux maladies d'un appareil — le médecin trouve exposé non seulement ce qu'il doit faire dans un cas donné, mais encore comment il doit s'y prendre pour mettre lui-même en œuvre les différentes méthodes d'examen et pour instituer la thérapeutique selon tous les perfectionnements modernes.

Ces livres, où sont exposés tous les progrès de la médecine scientifique, sont néanmoins essentiellement simples et pratiques; chacun d'eux est d'un petit format et ne dépasse pas 300 pages, conditions essentielles pour en faire un ouvrage commode à lire dans toutes les circonstances de la vie du praticien qui ne peut pas s'encombrer de gros ouvrages. C'est véritablement le "vade mecum" du médecin, et c'est une collection qui ne vieillira pas puisqu'elle sera tenue au courant par le *Journal médical français* qui, chaque mois, met au point une des questions de pratique médicale qui ont été particulièrement modifiées par les travaux récents.

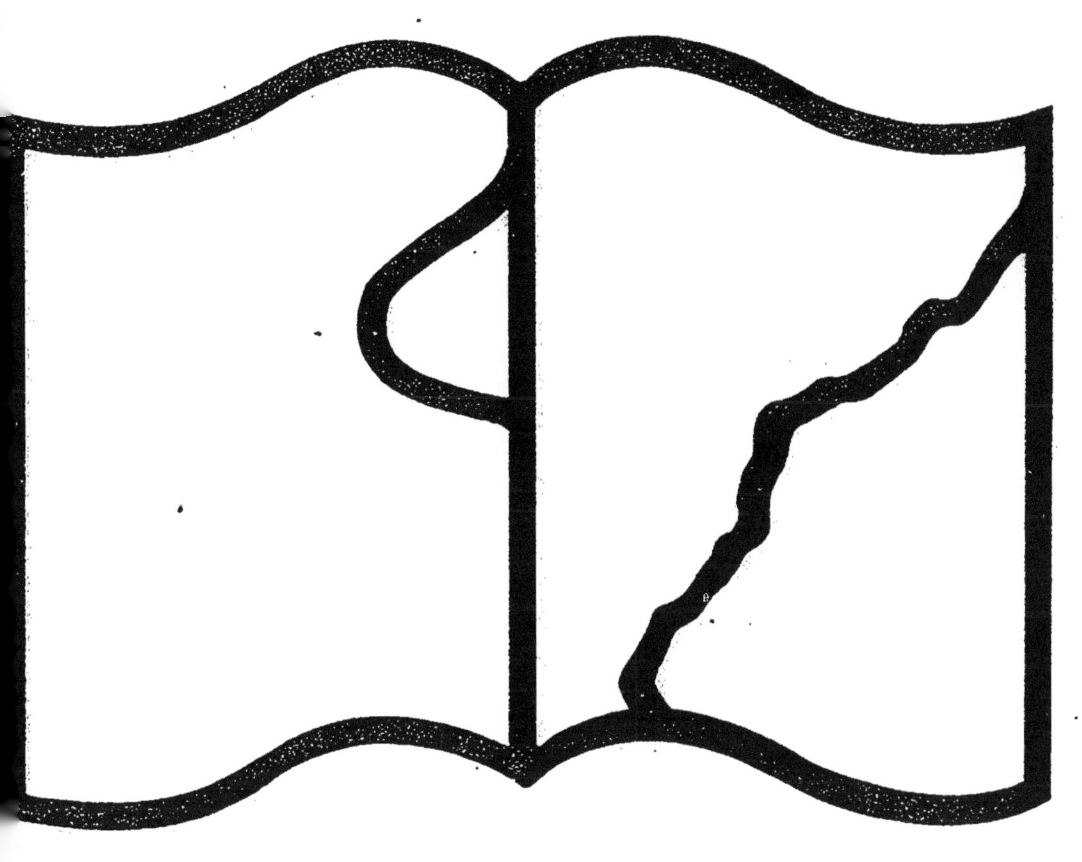

Texte détérioré — reliure défectueuse

NF Z 43-120-11

www.ingramcontent.com/pod-product-compliance
Ingram Content Group UK Ltd.
Pitfield, Milton Keynes, MK11 3LW, UK
UKHW020530230726
13925UKWH00005B/2266